AF239995

CONSULTATION MÉDICO-LÉGALE

SUR

L'ÉTAT MENTAL

DE

M. PIERRE FILLIOL

Nous soussignés, Henri Legrand du Saulle, ex-médecin de l'hospice de Bicêtre (service des aliénés), médecin de l'hospice de la Salpêtrière (service des aliénées), médecin du dépôt de la Préfecture et de l'infirmerie spéciale des aliénés près la Préfecture de police, médecin-expert pour les maladies mentales près les tribunaux, trois fois lauréat de l'Institut de France, chevalier de la Légion d'honneur, etc., etc., et Ernest Broquet, docteur en médecine de la Faculté de Paris, médecin-interne à la maison nationale de Charenton (quartier des hommes), invités à donner notre avis sur la question de savoir dans quel état mental se trouvait M. Pierre Filliol, lors de la confection de deux testaments faits par lui : le premier (par acte public), le 15 février 1875, en faveur de la commune de Charroux ; le second (olographe), le 2 juillet 1876, en faveur de Mlle Gin.

Après avoir pris connaissance des faits, témoignages et autres pièces produites dans le débat, déclarons, en notre honneur et conscience, avoir été conduits aux convictions médico-légales dont l'énoncé va suivre.

I. — Exposé sommaire de la question.

M. Pierre Filliol, âgé de 78 ans, veuf depuis 1862, sans enfants, n'ayant d'héritiers que deux cousins éloignés avec lesquels il était brouillé depuis longtemps, habitant la commune de Charroux dans les dix-huit dernières années de sa vie, a fait, le 15 février 1875, un premier testament par acte public, en faveur de la commune où il résidait.

Depuis 1850 environ, époque à laquelle il habitait Paris, il était lié très-étroitement avec la famille de Mlle Gin. Il affectionnait particulièrement cette dernière. Après son départ de Paris, il s'établit une correspondance entre les deux familles. Lorsque M. Filliol devint veuf, il déclara qu'il ferait de Mlle Gin son héritière : « déclaration Delcros. » Le 2 juillet 1876, 17 mois après son premier testament, il en fit un second, annulant le premier, et en faveur de Mlle Gin.

Actuellement, la commune de Charroux conteste à Mlle Gin la validité du deuxième testament, en s'appuyant sur l'incapacité de tester de

M. Filliol, incapacité résultant de perturbations intellectuelles graves au moment de la confection de ce deuxième testament, et survenues depuis la rédaction du premier.

II. — Étude de l'état mental.

Dans les dernières années de sa vie, M. Filliol a donné des signes non équivoques d'un certain abaissement des facultés intellectuelles. Il y a ici deux points à examiner : 1° la nature et l'évolution de ces altérations intellectuelles; 2° leur degré.

Jusqu'en 1875, la santé et l'intelligence de M. Filliol furent, sinon irréprochables, du moins suffisantes. Pendant un voyage à Clermont-Ferrand fait à cette époque, Filliol fut pris subitement de symptômes cérébraux qui paraissent se rattacher à une congestion cérébrale à forme aphasique (affaiblissement de la mémoire, paralysie incomplète de la langue, difficulté de la prononciation). Les documents font malheureusement un peu défaut. Le mal, paraît-il, augmenta au retour de Filliol à Charroux. Pourtant, le 19 mars 1875, il fait écrire une lettre à Mlle Gin, lettre dans laquelle il déclare aller mieux et exprime le désir de la voir. C'est dans l'intervalle de ces deux mois que Filliol, *très-malade*, fit son premier testament en faveur de la commune de Charroux.

Jusqu'au moment de la mort de M. Filliol, les facultés ne redevinrent jamais parfaites, les désordres intellectuels furent plus ou moins marqués, à diverses reprises. Les témoignages invoqués pour l'appréciation de ces désordres sont pourtant unanimes à reconnaître une intelligence encore réelle, sauf ceux qui sont fournis par la commune de Charroux ou les coïntéressés de cette commune.

Voici quels sont les griefs formulés par le maire de Charroux :

1° « Depuis la fin de l'année 1875, le sieur Filliol a éprouvé un affaiblissement moral et intellectuel considérable. »

2° « Il n'était plus dès ce moment qu'un pauvre idiot et est resté dans cet état sans discontinuité jusqu'à sa mort. »

3° « Le mal a fait des progrès continus, au point que, dans les premiers mois de l'année 1876, il avait complétement perdu le libre arbitre, la volonté et les facultés intellectuelles ; ne connaissait plus la valeur des pièces de monnaie ; s'égarait dans les rues de la petite ville de Charroux ; ne reconnaissait plus ni par leur nom, ni par leur physionomie, les personnes qu'il fréquentait le plus souvent. »

Malheureusement ces griefs sont trop vagues et trop différents des autres témoignages pour que nous puissions leur accorder une valeur bien sérieuse.

Il faut ici parfaitement saisir le point de vue auquel nous, médecins légistes, nous devons nous placer. Il ne s'agit pas de savoir si, dans telle ou telle circonstance, Filliol a montré une faiblesse profonde d'intelligence, faiblesse telle, même, que des témoins loyaux, mais incompétents, ont pu conclure à l'idiotie et à la perte totale du libre arbitre. Il est certain que, dans l'état de débilité mentale sénile où s'est trouvé M. Filliol depuis janvier 1875, il a dû, en public, montrer des signes de déchéance cérébrale qui ont pu en imposer pour une vraie démence. Mais ce qu'il faut avant tout examiner, c'est, d'une part, l'état mental de M. Filliol au moment où il a rédigé son testament en faveur de Mlle Gin, qui, il ne faut pas le perdre de vue, avait, plus que personne, en raison d'une vieille amitié incontestable et incontestée, des titres à l'héritage légué antérieurement à la commune de Charroux ; d'autre part, l'état mental du même testateur au moment du premier testament, puisque, nous l'avons vu, ce premier testament a coïncidé avec l'invasion du mal. Ce dernier point, toutefois, n'est nécessaire à élucider qu'au cas où l'état mental de M. Filliol, au moment de son deuxième testament, nous paraîtrait insuffisant.

Ce second testament a été fait, le 2 juillet 1876, dans les circonstances suivantes : Au mois de mai 1876, Mlle Gin, invitée instamment et à diverses reprises par le vieillard à venir le voir, depuis mars 1875, se rendit près de lui, apprit aussitôt l'existence et la teneur du premier testament, en même temps qu'elle entendit exprimer par M. Filliol, en présence de M. Humbert, le désir de révoquer ses premières dispositions, en lui léguant son héritage.

Le 18 juin 1876, M. Filliol vint à Paris. Dès le lendemain, il lui survint un accident dont nous avons à nous occuper. S'étant éloigné seul du quartier qu'habitait Mlle Gin, il se perdit dans Paris, fut arrêté par la police à laquelle il ne put donner de renseignements satisfaisants, fut même accusé, sans preuves bien certaines, de propositions immorales à un jeune homme, fut dirigé sur le dépôt de la préfecture de police, d'où on le conduisit à Sainte-Anne. Il en sortit après quatre jours, réclamé par Mlle Gin. Trois certificats (docteurs Legrand du Saulle, Magnan, Dagonet) indiquent avec beaucoup de réserves l'état mental du vieillard. Tandis que M. Legrand du Saulle, qui examina Filliol au dépôt de la préfecture, le lendemain de son arrestation, pense qu'il y a « un affaiblissement progressif des facultés intellectuelles avec possibilité de simulation », M. Magnan constate ce même affaiblissement sénile avec incohérence et confusion dans les idées, mais sans simulation ; et M. Dagonet prononce, *à la condition d'un examen ultérieur*, le mot de démence sénile. La vérité est qu'il n'y eut *aucun jugement définitif porté*, le malade n'étant resté que quatre jours à Sainte-Anne. La série des témoignages que nous aurons à invoquer tout à l'heure nous démontrera qu'il ne peut être question de démence confirmée.

C'est dans ces conditions, et le 2 juillet, que Filliol fit son second testament (olographe celui-ci). Le 8 juillet, il révoquait toutes les dispositions antérieures au 1er juillet 1876. Il repartit, au mois de septembre, à Charroux, avec Mlle Gin, et mourut le 9 mars 1877.

III. — Examen des pièces justificatives.

Nous trouvons tout d'abord, outre de nombreux témoignages, un certificat qui, pour nous, est d'un poids énorme, tant par la valeur de son auteur que par la date de la rédaction : c'est celui de M. le docteur Gendrin. M. Gendrin, qui vit M. Filliol le 11 et le 17 juillet 1876, affirme que « il avait une paralysie incomplète de la langue et d'une moitié de la face due à une affection cérébrale ; qu'il lui a rendu très-raisonnablement compte de son état de maladie ; qu'il ne lui a point paru que ses facultés intellectuelles fussent altérées. » Si l'on veut bien considérer que ce certificat, émanant d'une aussi haute autorité, relate l'état mental d'un homme que l'on avait pu regarder comme dément trois semaines auparavant, pour l'aventure étrange racontée plus haut ; d'un homme qui avait fait un testament huit jours auparavant, on tiendra pour certain que l'individu, de quelque nature qu'aient été les actes incriminés, n'est resté ni fou ni dément, et que son état intellectuel, jugé satisfaisant le 11 et le 17 juillet, était suffisant et pouvait rigoureusement permettre de tester le 2 juillet. Il n'a pu échapper, en effet, à l'observation de M. le docteur Gendrin, des signes de désordres cérébraux capables d'avoir mis, huit jours avant la visite médicale, le vieillard dans l'impossibilité de tester. Car, de deux choses l'une : ou l'affection de M. Filliol était chronique, ou elle était aiguë. Dans le premier cas, cette maladie cérébrale était si peu marquée que le testament, à n'en pas douter, est valable ; s'il s'agissait, au contraire, de troubles intellectuels aigus, ayant éclaté aux environs du 2 juillet, mais apaisés lors des visites de M. Gendrin, nous trouverions quelque part des témoignages, des traces de ces accidents soudains.

Le vieillard était-il, aux moments de ces mêmes visites, dans un état intellectuel relativement bon par rapport aux périodes qui ont précédé ou qui ont suivi ces visites ? En d'autres termes, était-il passagèrement dans l'un de ces états variables que l'on appelle *intervalle lucide*, *rémittence*, *intermittence*, états qui s'observent dans le cours de maladies mentales à longue évolution ? La série des documents suivants va nous démontrer que l'état de démence n'a jamais existé à l'état complet, ni même à un degré intense, du moins jusqu'à quelques semaines avant la mort, et encore cette dernière réserve est-elle tout à fait hypothétique.

1° M. Pierre Filliol n'a été ni interdit judiciairement, ni placé sous la tutelle d'un conseil judiciaire jusqu'à la fin de sa vie. Lors de son arrestation à Paris et de sa translation à Sainte-Anne, il a été rendu sans difficulté au réclamant.

Il a géré ses biens, personnellement, jusqu'à la fin de 1876 : au mois d'octobre de cette même année, il a donné et on a accepté sa signature, sur un reçu de ses revenus qu'il alla toucher à Clermont (*Reçu du crédit viager du 4 octobre* 1876). En outre, le 16 septembre 1876, il a assisté comme témoin au mariage de sa domestique : sa signature fut acceptée et validée sans conteste par l'officier de l'état civil. Il ne peut donc être, encore une fois, question chez cet homme, de perte absolue des facultés intellectuelles, de démence confirmée, d'idiotie.

II° Voici maintenant des attestations assez précises et assez concordantes, pour que nous puissions actuellement nous représenter l'état d'esprit de M. Filliol dans ses dernières années :

1° *Déclaration des époux Delcros*. Les époux Delcros, qui ont connu depuis 1850 environ, la famille de Mlle Gin et les époux Filliol, déclarent que M. Filliol « en 1871, veuf alors, a manifesté fréquemment l'intention de léguer sa fortune à Mlle Gin..., en 1876, leur a annoncé qu'il venait d'annuler un testament fait antérieurement et de disposer de ses biens en faveur de Mlle Gin. M. Filliol, ajoutent-ils, était alors dans la pleine jouissance de ses facultés intellectuelles, ainsi que nous l'avons toujours connu. »

2° *Déclaration Humbert*. M. Humbert, ancien employé supérieur de l'enregistrement, a connu M. Filliol pendant cinq à six semaines à Paris, en 1871. Il va le voir en 1876 à Charroux où Mlle Gin arrive bientôt après. Dès l'arrivée de cette dernière, M. Filliol témoigne à Mlle Gin le désir d'annuler son premier testament fait en faveur de la commune. A ce moment, état intellectuel suffisant malgré une certaine difficulté d'élocution : la pensée était nette, l'expression difficile, le vieillard répétait : « je sais bien, mais je ne peux pas, » de là le peu de part que Filliol prenait à la conversation. Lorsque quelques semaines plus tard, Humbert fut à Sainte-Anne réclamer Filliol, celui-ci le reconnut aussitôt. Au sortir de Sainte-Anne, il témoigne de nouveau le désir de tester et demande à ce sujet des conseils à Humbert. Enfin, le premier octobre, Filliol écrit une lettre à Humbert, lettre courte, authentique et d'une écriture lisible encore et certainement moins bonne que celle du testament.

3o *Déclaration Noémie Baudot*. Mlle Baudot est restée chez Filliol, à Charroux, en septembre et octobre 1876, pour accompagner Mlle Gin. Elle déclare que M. Filliol, à cette époque, « jouissait d'une parfaite santé, causait beaucoup, sa parole était difficile, mais il paraissait avoir toutes ses facultés. Il avait de la haine pour ses domestiques, mais une haine justifiée, parce qu'ils le maltraitaient lorsqu'il était seul. A la suite d'une interpellation faite par le maire de Charroux, à Filliol, au sujet de son second testament, celui-ci lui déclara qu'il était bien heureux d'avoir révoqué son premier testament. »

4° Marie Alice-Haussart, qui vit Filliol à Paris, en 1876, lui a trouvé « les idées claires et lucides, mais avec embarras de la parole. »

5° Elise Liégeard s'exprime ainsi : « J'ai toujours vu M. Filliol dans une parfaite lucidité d'esprit, quoique s'exprimant difficilement. »

6° Anna Lambert affirme que « son raisonnement était celui d'un homme très-sensé, bien que l'expression fût difficile. »

7° Adèle Piotet dit : « J'ai vu M. Filliol en 1876, et quoique s'exprimant difficilement, il m'a dit qu'il était content de lui, qu'il avait accompli le vœu de toute sa vie en faisant Mlle Gin son héritière. »

8º Paul Aubry dîne, vers la fin d'août 1876, chez Mlle Piotet, avec M. Filliol : « Il nous a tous amusés, dit-il, par sa gaîté et son esprit. Ce vieillard avait toute sa raison. »

9º Poulequin (Eugénie) : « M. Filliol était paralysé de la langue, il me montrait qu'il ne lui était pas facile de s'expliquer. J'affirme qu'il avait toute sa raison et se faisait fort bien comprendre. »

10º Marchand déclare avoir vu Filliol en août 1876 ; le vieillard ajoute-t-il, « avait une tenue calme, toutes ses paroles étaient sensées ; il n'avait qu'une petite difficulté à prononcer. »

11º Maurice, qui était à la noce des domestiques de M. Filliol, certifie que « ce brave monsieur s'est bien amusé et qu'il était parfaitement sain d'esprit. »

12º *Déclaration Amory*. M. Amory dit : « Je me suis trouvé en maintes occasions en présence de M. Filliol, j'ai eu occasion de dîner avec lui plusieurs fois. J'ai toujours rencontré un homme correct, sensé, bienveillant et spirituel. Il aimait bien rire et n'était plus heureux (il l'avouait lui-même) qu'au milieu d'une jeunesse mûre, gaie et surtout bien élevée. »

« Son raisonnement était sensé et juste. Si ce n'eût été cette difficulté (par moment très-prononcée) d'exprimer sa pensée par la parole, difficulté gênante pour ceux qui écoutent, M. Filliol aurait pu soutenir des controverses sérieuses. »

La dernière visite qu'il fit à M. Amory date du mois d'août 1876.

13º Les époux Mulot, concierges de la maison qu'habitait Mlle Gin, à l'époque du voyage de Filliol à Paris, en 1876, trouvaient au vieillard, « bon pied, bon œil. » Ils ont constaté sa difficulté d'élocution, en causant avec lui (ce qui arrivait tous les jours) : « Nous n'avons jamais supposé qu'il fut atteint de démence lorsque nous avons appris qu'il s'était égaré dans Paris. »

14° Louis et Philippe Cambuzat, témoins du mariage où figurait en la même qualité Filliol (septembre 1876), s'accordent à témoigner « que pendant le repas de noce et la soirée qui a suivi, Filliol a prouvé d'une façon notoire, qu'il jouissait de toutes ses facultés intellectuelles. »

15° Noury, qui assistait également à ce mariage, confirme l'assertion précédente, et déclare que « à la connaissance de toutes les personnes faisant partie de cette noce, Filliol jouissait de ses facultés intellectuelles. »

III° L'examen d'une photographie du *de cujus*, photographie faite en octobre 1876, lors du voyage de Filliol à Clermont, ne nous indique aucun signe caractéristique d'une affection mentale profonde et ancienne. L'expression des traits et de la physionomie ne diffère pas sensiblement de la masse des vieillards du même âge.

IV. — Conclusions.

La lésion cérébrale chez M. Filliol a été assez peu développée ; elle n'a déterminé que des troubles passagers de la mémoire des mots et de la difficulté d'élocution ; elle a laissé le testateur, à l'époque de son deuxième testament, dans un état d'esprit assez sain pour qu'il conservât son libre arbitre et son libre droit de tester.

2° La faiblesse intellectuelle constatée chez lui n'a point dépassé, particulièrement au moment où il a révoqué ses premières dispositions, le degré de cet affaiblissement physiologique sénile, qui, on le sait, est compatible avec le droit de rédiger ou de révoquer un testament.

3° Rien dans le dossier ne nous prouve que le 2 juillet 1876, M. Filliol ait été dans l'impossibilité pathologique de tester. Les dispositions prises par lui, à cette date, nous semblent donc parfaitement valables.

Paris, 15 mai 1879.

E. BROQUET.
LEGRAND DU SAULLE.

Paris. — Imprimerie de E. DONNAUD, rue Cassette, 1.

9 782329 076225